Dr Ferdinand LANCIEN
DE L'UNIVERSITÉ DE PARIS

Contribution à l'Étude

DES

TROUBLES DE L'APPAREIL URINAIRE

AU COURS DE L'APPENDICITE

PARIS
Jules ROUSSET
36, Rue Serpente
—
1902

Dr FERDINAND LANCIEN
DE L'UNIVERSITÉ DE PARIS

Contribution à l'Étude

DES

TROUBLES DE L'APPAREIL URINAIRE

AU COURS DE L'APPENDICITE

PARIS
Jules ROUSSET
36, RUE SERPENTE

1902

A MES PARENTS

A MES MAITRES

A MES AMIS

A MON PRÉSIDENT DE THÈSE

M. LE PROFESSEUR TILLAUX

Chirurgien de l'hôpital de la Charité
Membre de l'Académie de Médecine
Commandeur de la Légion d'honneur

INTRODUCTION

Alors que notre stage était fini, le hasard de nos visites dans les hôpitaux nous mit en présence coup sur coup de deux malades présentant au cours d'une appendicite des troubles urinaires très nettement marqués. Un de nos amis, M. Géraud, interne des hôpitaux, nous avait communiqué verbalement l'observation d'un malade qui ne se plaignait que de rétention d'urine et chez lequel on trouva une appendicite.

En consultant la littérature médicale, nous voyons que, pour rares qu'ils soient, et d'ailleurs toujours incontestablement accompagnés de quelques-uns des signes habituels de l'appendicite, ces troubles n'en pouvaient pas moins, parfois, cacher une forme d'appendicite fruste, où ils fussent seuls à retenir l'attention, sinon du médecin, du moins du malade.

Nous ne pensons pas affirmer par là qu'il existe une forme d'appendicite à symptômes exclusivement urinaires. Notre but est plus modeste. Nous voudrions essayer de dégager ces symptômes, sur quelque segment de l'appareil urinaire que la réaction se fasse, nous appuyant pour cela sur nos observations sans doute, mais aussi et surtout sur les travaux déjà publiés à ce sujet.

Après avoir rappelé dans un premier chapitre quels sont les symptômes classiques de l'appendicite, nous chercherons dans l'anatomie et la physiologie l'explication des phénomènes observés. Ce sera notre second chapitre. Dans un troisième nous décrirons les troubles qui peuvent se produire : 1° du côté du rein ; 2° à l'uretère ; 3° à la vessie. Nous consacrerons un chapitre au diagnostic, et enfin nous exposerons les conclusions.

Qu'il nous soit permis, avant d'entamer notre sujet, obéissant à un usage si heureusement consacré, d'offrir à nos maîtres l'hommage de notre reconnaissance.

Notre souvenir se reporte aux temps déjà éloignés où nous débutions dans la médecine à la faculté de Toulouse ; aux maîtres qui nous ont donné les premiers conseils nous affirmons notre toujours vive gratitude.

MM. Tuffier et Michaux, chirurgiens des hôpitaux, nous enseignèrent la pratique de la chirurgie : nous leur en offrons nos sincères remerciements.

M. Doléris nous fit dans son service l'accueil le plus bienveillant et nous initia à l'art des accouchements ; nous lui témoignons notre reconnaissance.

Enfin, M. Galliard, médecin des hôpitaux, fut pour

nous plus qu'un maitre ; c'est grâce à ses excellentes leçons au lit du malade que nous avons appris la clinique médicale. Nous sommes particulièrement heureux de pouvoir le remercier ici de toutes les bontés qu'il eut pour nous.

M. le professeur Tillaux nous fait le grand honneur d'accepter la présidence de cette thèse. Nous le prions d'agréer avec nos sincères remerciements l'expression de notre plus profond respect.

CHAPITRE PREMIER

Avant d'aborder l'étude des troubles urinaires qui peuvent modifier l'aspect clinique de l'appendicite, nous allons, en nous inspirant du travail de M. Legueu, décrire les symptômes qui caractérisent l'appendicite normale, c'est-à-dire telle qu'elle se présente le plus fréquemment.

L'appendicite se manifeste par une douleur locale et des phénomènes généraux plus ou moins intenses. Quelquefois précédée de troubles digestifs assez vagues, elle apparait généralement d'une façon brusque et soudaine. Son siège, ou son maximum d'intensité se trouve sur le milieu d'une ligne qui réunirait l'ombilic à l'épine iliaque antérieure et supérieure : c'est le point de Mac-Burney. De ce point la douleur s'irradie à tout l'abdomen, au pli de l'aine, à l'ombilic, au pubis, au flanc droit, au testicule, qui est rétracté, au membre inférieur.

Du côté de la fosse iliaque, apparait de bonne heure une contracture musculaire, défense de la paroi.

M. Dieulafoy a constaté également une hyperesthésie de la peau : le contact de la pulpe du doigt, de la pointe d'un crayon, est senti d'une façon beaucoup plus vive que de l'autre côté.

Des signes généraux coïncident avec l'apparition de la douleur ; la langue est sèche, les vomissements sont alimentaires, puis bilieux, la constipation est habituelle, le pouls est rapide ou petit, la température s'élève à 38° ou 39°, le facies se grippe. (Leguen.)

Tel est le cortège qui accompagne le début de la maladie, cortège dont les allures varient plus ou moins suivant que la maladie rentre dans l'une des 4 formes cliniques que l'on décrit habituellement à l'appendicite.

Indépendamment de ces symptômes généraux et habituels, il peut s'en présenter d'autres, notamment du côté de l'appareil urinaire et ce sont ces derniers que nous avons dessein de passer en revue. Pour cela, après avoir fait l'anatomie des différentes positions de l'appendice, nous prendrons successivement les différents organes de l'appareil urinaire, en commençant par le rein, et nous étudierons les phénomènes particuliers qu'y peut provoquer l'appendicite, phénomènes qui peuvent parfois rendre le diagnostic très difficile.

CHAPITRE II

Anatomie.

Les différentes propagations des inflammations appendiculaires pourraient peut-être s'expliquer par la situation de l'appendice dans la cavité splanchnique.

L'anatomie nous apprend qu'elle est très variable. Testut, dans son Traité d'anatomie, donne la statistique de Laforgue : 200 sujets examinés à ce point de vue spécial ont donné le pourcentage suivant :

41,5, le type descendant, où l'appendice plonge dans le petit bassin, au contact de la vessie, du rectum, de l'utérus.

19,5, il se dirige en dedans vers les anses grêles.

13, type ascendant : il s'applique contre la face postérieure du cœcum et du colon pour remonter jusqu'au rein et au foie.

9,5, il se porte en dedans.

Une autre statistique, celle de Fergusson, qui porte également sur 200 cas, en tout comparable à la précédente, au moins en apparence, donne les chiffres suivants :

37,5 % : l'appendice remonte derrière le cœcum ;
9,5 — il est externe ;
9 — il est dirigé en dedans vers les anses grêles ;
5,5 — seulement il plonge dans le petit bassin.

Malheureusement, ce qui enlève à son travail toute valeur comparative avec celui de Laforgue, il parle de 77 cas sur 200 où l'appendice est placé de telle façon que sa perforation se serait faite dans le tissu sous-péritonéal et aurait eu pour conséquence un abcès de la région iliaque. Défalcation faite de ces 77 cas, qui n'ont pas d'équivalent dans la statistique de Laforgue, et tout en insistant sur cette cause d'erreur, nous voyons que, d'après Laforgue, la direction la plus fréquente est celle de l'appendice plongeant dans le petit bassin, tandis que pour Fergusson, la plus fréquente, celle indiquée par le chiffre le plus élevé de sa statistique, est l'appendice remonté à la partie postérieure du cœcum.

Tirons cette conclusion qui s'impose : la position et la direction de l'appendice sont essentiellement variables.

Il y a autant de variétés d'appendice que d'individus ; tout se voit. Néanmoins, en additionnant les deux statistiques, nous trouvons qu'en bloc les positions les plus fréquentes sont :

1° L'appendice remontant derrière le cæcum vers le rein : 37 cas de Fergusson, 13 de Laforgue.

2° L'appendice qui descend dans le petit bassin : 41,5 cas de Laforgue et 5,5 de Fergusson.

Sans y insister davantage, disons que ces positions si diverses nous permettront d'expliquer les réactions des différentes parties de l'appareil urinaire au cours d'une appendicite.

Enfin, et pour le cas particulier des troubles vésicaux, nous dirons un mot de l'ectopie de l'appendice, traitée par M. Duret : « La vessie et l'appendice peuvent entrer en contact et les lésions pathologiques retentir de l'un des organes sur l'autre ; c'est d'ailleurs toujours l'appendice qui vient au-devant de la vessie. On peut le trouver derrière l'ombilic, au-dessus de la vessie, tantôt derrière le pubis. On l'a vu croiser le réservoir urinaire et occuper la fosse iliaque gauche. Plus souvent encore il tombe dans le pelvis et se trouve en situation basse dans l'excavation, dans la cavité de Douglas, entre la vessie et le colon pelvien, l'ampoule rectale chez l'homme, entre l'utérus et la vessie chez la femme. »

Si la vessie n'est pas au-devant de l'appendice, le rein droit peut y aller ; la néphroptose est en effet fréquente de ce côté et dans sa chute le rein peut facilement venir en contact avec l'appendice ou même croiser cet organe.

Les faits anatomiques que nous venons d'exposer aussi brièvement que possible nous paraissent constituer une explication suffisante des troubles urinaires.

Nous verrons, pour chacune des parties de l'appareil urinaire, que la situation anatomique de l'appendice est, dans chacun des cas, conforme à cet exposé anatomique.

CHAPITRE III

§ I. — Rein.

Les phénomènes qui peuvent, au cours d'une appendicite et ayant pour cause cette maladie, se produire du côté du rein sont de différente nature, et peuvent être divisés en trois variétés : ce sont d'abord de simples phénomènes douloureux, puis la distension du bassinet, et enfin la coexistence d'un rein mobile et d'une appendicite. Nous verrons successivement ces trois genres de troubles.

1° *Phénomènes douloureux*. — Nous avons vu qu'une des positions anatomiques normales de l'appendice, la plus fréquente d'après les deux statistiques de Fergusson réunies, est une position postérieure et ascendante : l'appendice est remonté et appliqué contre la face postérieure du cæcum, et par conséquent il est en rapport intime avec l'extrémité inférieure du rein droit. D'après cette situation, il est facile de concevoir que l'inflammation de l'appendice puisse se transmettre au rein droit.

En effet, au point de vue clinique, il n'est pas rare d'observer, et nous en avons eu l'occasion à plusieurs reprises, des malades chez lesquels on constate un point de Mac-Burney très peu douloureux, bien que ces malades soient atteints d'appendicite. S'ils n'accusent pas grande douleur du côté de l'abdomen, on trouve en arrière, dans la fosse lombaire droite, une douleur très nette et très intense à la pression, au niveau de la partie inférieure du rein. Dans ces cas, la douleur rénale est produite par le voisinage de l'appendice, qui fait participer le rein à son inflammation. Outre la douleur rénale, il est bien évident que dans la majorité des cas, si les symptômes abdominaux n'existent que très atténués, les signes fonctionnels de l'appendicite sont observés.

Lorsque, chez les malades ayant présenté des phénomènes douloureux au niveau du rein, l'intervention chirurgicale est décidée, on peut vérifier au cours de l'opération ce que la clinique avait permis de prévoir, et l'on trouve presque toujours un appendice remonté et appliqué contre la face postérieure du cœcum.

2° *Distension du bassinet.* — L'appendicite peut, dans certains cas, provoquer une rétention d'urine dans le bassinet qui se trouve ainsi distendu, et l'ensemble des symptômes simule une pyélo-néphrite, Riese rapporte deux observations intéressantes concernant deux jeunes sujets, qui, au cours d'une série d'attaques appendiculaires ont présenté des phénomènes de pyélite droite parfaitement caractérisée.

La première observation est celle d'un jeune homme de dix-sept ans, qui eut une attaque d'appendicite le

6 août 1898 ; il fut opéré le 7 août et l'on trouva un abcès enkysté à contenu putride. Au bout de quinze jours on dut ouvrir une autre collection suppurée occupant, cette fois, la fosse iliaque gauche.

Trois semaines après la première opération, il se produisit brusquement une ascension thermique atteignant 40° ; en même temps apparut, sur le rebord costal droit, une bosselure fluctuante ; à ce moment les urines étaient rares (700 gr. pour les 24 heures). On pensa à un phlegmon périnéphrétique ; une ponction fut alors pratiquée et donna issue à 30 gr. d'un liquide jaunâtre et d'une limpidité parfaite ; on reconnut que c'était de l'urine.

Au bout de deux jours la tumeur s'affaissa et disparut ; en même temps le malade évacua, par sa vessie, 1200 grammes d'urine. Il s'agissait donc d'une rétention aiguë d'urine dans le bassinet droit. Il sort le 3 octobre 1898.

Le 13 décembre, retour du patient, qui souffre dans le ventre et est fébricitant (38°8) : urines normales.

Le 14 décembre, laparotomie médiane ; ablation de l'appendice qui renfermait 5 grammes de pus ; autour de lui on trouva une infinité d'adhérences qui s'étendaient autour de l'uretère droit et des vaisseaux iliaques, près de leur bifurcation ; ces adhérences furent respectées ; mais huit jours plus tard la température monta de nouveau et la tumeur rénale reparut ; urines rares (650 gr. en 24 heures) ; on fit une ponction qui donna issue, de nouveau ,à de l'urine claire.

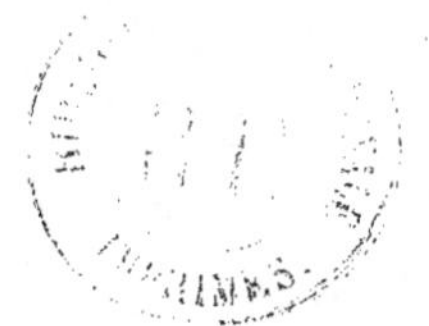

La fièvre persistant, on se décida à faire une seconde laparotomie (quatorze jours après la première) ; cette fois on enleva les adhérences (entre l'épiploon, les anses et les parois) : urines purulentes pendant quelques jours, puis rétrocession des accidents et guérison complète. Malade revu depuis en bonne santé.

La seconde observation concerne une jeune fille de quinze ans, ayant déjà eu, à partir de l'âge de cinq ans, plusieurs atteintes d'appendicite, dont la dernière, survenue en janvier 1899, donna lieu à un abcès pérityphlitique. Très peu de temps après ce dernier accident, la malade eut une brusque ascension thermique qui coïncida avec l'apparition d'une tumeur dans la région rénale droite et avec de la pollakiurie sans cystite.

Le ventre ouvert, on trouva l'appendice enfoui au milieu d'une masse de fausses membranes qui entouraient aussi les vaisseaux iliaques et l'uretère droit ; celui-ci était comprimé d'une manière évidente ; on tomba, aussi, sur un abcès stercoral occasionné par la perforation d'une anse grêle. Pas de perforation vésicale.

Au bout de quelque temps on fit une incision lombaire, et l'on mit à nu le rein et la partie supérieure de l'uretère où on trouva du pus ; mais le bassinet était considérablement dilaté. Vu l'état précaire de la patiente le chirurgien dut borner là son intervention.

Ces deux cas, dont nous avons emprunté les deux

observations à M. Riese sont, à notre connaissance, les seuls qui existent dans la littérature médicale. Il n'est pas douteux que, dans les deux cas, la pyélite était due à la compression de l'uretère par les brides péritonéales péri-appendiculaires. Ce qui tend d'ailleurs à le prouver, c'est qu'une fois le ventre ouvert, et l'obstacle levé sans s'être préoccupé de la tumeur rénale, tout est rentré dans l'ordre, la compression ayant disparu.

M. Riese attire l'attention sur le jeune âge des deux patients, disant que l'uretère des jeunes sujets, doué de parois plus souples, se laisse plus facilement comprimer que celui des individus adultes. Nous n'avons pas à discuter le bien fondé de cette opinion, n'ayant pour but, dans cette étude, que d'envisager les troubles qui, du fait de l'appendicite, se produisent du côté de l'appareil urinaire.

3° Après avoir vu les symptômes communs qui peuvent exister entre l'appendicite et la pyélo-néphrite, envisageons maintenant les relations que peut avoir l'appendicite avec le rein malade. Dans un mémoire publié par la policlinique de Lille, le professeur Edebohls établit nettement une relation entre le rein droit mobile et l'appendicite.

D'après son expérience, sur dix cas de rein droit mobile donnant lieu à des symptômes bien nets, 8 ou 9 fois on trouve une appendicite chronique. En d'autres termes l'appendicite chronique serait un symptôme ou une complication qui se rencontre 80 ou 90 fois sur 100 dans le cas de rein mobile douloureux.

D'après les spécialistes les plus autorisés : Glénard, Mathieu, Lindes et autres, sur 1000 femmes, 800 ont les reins bien attachés, 160 ont un ou les deux reins mobiles sans en souffrir d'une façon appréciable et 40 ont les reins mobiles donnant lieu à des symptômes plus ou moins marqués. Or sur ce nombre de 40, 32 à 36 femmes ont une appendicite chronique. Il est entendu que l'on ne fait pas rentrer ici en ligne de compte les cas d'appendicite se rencontrant chez les 800 femmes non atteintes de rein mobile.

Plusieurs des symptômes communément attribués au rein mobile sont souvent, en réalité, dus à l'appendicite concomitante. Cependant, le plus souvent les relations existant entre le rein droit mobile et l'appendicite sont des relations de cause à effet. D'après le professeur Edebohls, le rein droit mobile produit probablement l'appendicite par pression indirecte sur les veines mésentériques supérieures, la circulation en retour de l'appendice étant gênée par la compression des veines entre la tête du pancréas et la colonne vertébrale.

L'appendicite chronique associée au rein mobile ne montre aucune tendance à la résolution ou à guérison spontanée avec restauration de l'appendice tant que le rein droit reste mobile. Dans 12 cas où le rein mobile existait avec l'appendicite, cette dernière entra visiblement en résolution et demeura guérie d'une façon permanente après une néphropexie droite, sans en rien toucher à l'appendice. Cette terminaison semble donc bien indiquer que l'appendicite était causée par le rein mobile.

Cependant il ne faut s'attendre à la guérison de l'appendicite après une néphropexie droite que dans les cas où l'appendicite est d'origine relativement récente.

La majorité des malades, pour reconquérir une santé complète, devront subir les deux opérations, néphropexie et appendectomie, opérations qui peuvent d'ailleurs être faites simultanément par une seule et même incision lombaire, suivant le procédé indiqué par le professeur Edebohls en 1899.

§ II. – **Uretère.**

Bien que l'appendice soit intra-péritonéal et l'uretère extra-péritonéal, ces deux organes ont des rapports anatomiques, l'uretère passant au niveau de la symphyse sacro-iliaque en dedans de l'appendice, qui lui-même est presque toujours en dedans du cœcum. Ces rapports existent surtout entre l'uretère et l'appendice enflammé qui contracte des adhérences, notamment dans la séreuse pariétale profonde.

A la période aiguë les accès d'appendicite peuvent être confondus avec les coliques néphrétiques. Le calcul uretéral peut siéger au point précis où l'uretère est en rapport avec l'appendice, et alors donner lieu à une douleur localisée extrêmement vive dans la fosse iliaque droite. On retrouve pathologiquement les rapports de l'uretère et de l'appendice comme le prouve cette communication de M. le docteur Tuffier : « J'ai opéré, le 11 février 1900, un malade d'une appendicite à froid. Ce malade n'avait jamais eu d'abcès dans la fosse iliaque ; il a présenté de véritables crises de coliques appendiculaires depuis quelques mois ; je l'ai opéré et j'ai trouvé l'appendice en bas et en dedans du colon ; j'ai trouvé, de plus, des adhérences avec la séreuse pariétale de la fosse iliaque. Quand j'ai voulu attirer au dehors l'appendice avec la gangue fibreuse qui le recouvrait, je n'ai pas pu, heureusement, car l'uretère était collé derrière la masse, plus ou moins tortueux, si bien que lorsque j'ai tiré, je l'ai amené ; il était adhérent derrière l'appendice et il apparut lorsque j'eus enlevé celui-ci. Si j'avais attiré fortement l'appendice, j'aurais déchiré l'uretère. » (Tuffier.)

Il n'est donc pas surprenant, étant donnés les rapports intimes qui peuvent exister entre les deux organes, que les accès d'appendicite puissent à la période aiguë être confondus avec des accès de colique néphrétique, et réciproquement. On peut même trouver dans les cas chroniques des malades présentant les crises de coliques néphrétiques répétées avec douleur fixe et maximum de douleur au point de Mac-Burney simulant l'appendicite. Les deux cas suivants publiés par M. le docteur Tuffier, montrent bien quelles difficultés on peut avoir à poser le diagnostic entre le calcul de l'uretère et l'appendicite.

« En 1895, dit M. Tuffier, je fus appelé à Amiens pour voir un malade, par un de mes élèves qui avait fait le diagnostic d'appendicite. Je posai celui d'urétérite calculeuse et même d'urétérite suppurée.

« L'opération fut faite ; après avoir ouvert le ventre, je tombai sur une masse de pus, et je trouvai un calcul gras, dur et noir, ressemblant à un calcul du foie. En le fendant je vis que c'était simplement un calcul stercoral avec des pépins d'un fruit quelconque dedans ; il s'agissait donc d'une appendicite ; mon élève avait eu raison. J'ajoute que le malade était un graveleux qui avait déjà eu des crises de lithiase ; cependant vous voyez qu'il ne s'agissait pas de calcul urétéral.

« Chez un autre malade, en 1896, j'ai été également appelé pour une colique néphrétique avec un calcul qui ne pouvait être éliminé, à ce qu'on m'avait dit. Le malade était un homme gras, qui avait eu des crises nombreuses de coliques néphrétiques. Il présentait de la fièvre. A l'examen, je trouvai une tuméfaction le long de l'uretère ; les deux médecins qui étaient là pensaient à un calcul avec uretère dilaté au-dessus ; je me rappelai mon malade de 1895, et je posai le diagnostic d'appendicite ; l'opération me démontra d'ailleurs que j'avais eu raison. »

Un autre cas présentant tous les symptômes d'appendicite avec fièvre, et où il s'agissait de calculs urétéraux et néphrétiques, a été publié par M. Tuffier et, dans ce dernier cas, la fièvre était expliquée par une infection du rein.

Les symptômes fonctionnels peuvent donc être les mêmes dans les cas d'appendicite et d'urétérite.

§ III. — **Vessie.**

Il ne nous reste plus à examiner que les troubles urinaires qui peuvent se produire du côté de la vessie au cours des appendicites. Ces troubles sont plus ou moins accusés, et se traduisent fréquemment par de la rétention d'urine ; ou bien la miction est simplement laborieuse, la dysurie est très marquée, ou bien encore il y a une fréquence anormale de la miction. Le professeur Guyon a attiré l'attention sur ces troubles qui seraient le fait d'un phénomène réflexe, et sont d'ailleurs observés dans presque toutes les affections douloureuses de l'abdomen, lésions intestinales ou autres.

Dans presque toutes les observations rapportées d'appendicites accompagnées de troubles urinaires, les malades présentent bien nettement les symptômes d'une appendicite aiguë. On observe de la fièvre, du ballonnement du ventre, de la défense musculaire, bref tout le cortège habituel des signes ordinaires de l'appendicite. Il peut cependant arriver, comme on le verra dans le cas communiqué par M. Géraud et dans l'observation de M. Lejars, que chez le malade atteint d'appendicite les phénomènes urinaires retiennent seuls l'attention, et dans ce cas le diagnostic d'appendicite devient très difficile.

Ces troubles urinaires ne sont pas toujours dus à un phénomène réflexe ; le voisinage du foyer inflammatoire peut être la cause de phénomènes vésicaux qu'explique fort bien la propagation de l'inflammation. Ces troubles sont en général plus graves : débutant par de la rétention, de la douleur à la miction, il peut arriver qu'ils se compliquent de l'ouverture dans la vessie de l'abcès appendiculaire. Cette ouverture se traduira alors par de la cystite, de la pyurie, ou même une pyélo-cystite. La fistule peut persister, et les phénomènes urinaires continuent, ou bien elle s'oblitère et avec elle disparaissent les troubles urinaires.

Il peut arriver que la vessie se trouve en communication non seulement avec une collection purulente, mais avec l'intestin, directement ou indirectement selon que l'appendice lui-même s'ouvre dans la vessie, ou que l'intestin se perfore dans une cavité purulente qui s'ouvre elle-même dans la vessie. Dans ces cas de fistules stercoro-vésicales, les urines rendues renferment du pus, des gaz, des matières fécales.

Nous ne pouvons faire mieux que d'emprunter au Docteur Duret la description des phénomènes accompagnant la production de ces fistules.

« Lorsque, dans le cours d'une appendicite, présentant d'ailleurs tous les symptômes cliniques qui lui sont propres, douleur dans le flanc droit, ballonnement du ventre, troubles gastro-intestinaux, fièvre, etc..., une ouverture doit se faire du côté de la vessie, il se développe d'abord une péricystite plus ou moins accusée, qui se traduit par des troubles de la miction plus accentués que dans les cas ordinaires, où ils sont de nature réflexe : on observe du ténesme, des épreintes, des envies fréquentes d'uriner et quelquefois même de la rétention ; puis, tout à coup, au moment d'un effort, le malade est pris d'un beosin impérieux d'uriner, et il rend une urine trouble, présentant parfois une odeur fétide, fécaloïde.

« Il peut s'échapper en même temps des gaz, des corps étrangers et des tissus gangrenés.

« Ces perforations vésicales seront accompagnées, dans quelques cas, d'hématuries plus ou moins graves, quelquefois répétées, causées par une cystite fongueuse ; parfois elles sont suivies de mort. »

Lorsqu'un abcès appendiculaire s'ouvre dans la vessie, la symptomatologie se résume à deux signes qui sont : évacuation du pus par les urines et affaissement de la tumeur. Il est des cas où la cystite est très intense ; on a des mictions fréquentes, très douloureuses, incontinence d'urine ; dans d'autres, la pollakiurie, l'irradiation de la douleur à la vessie, au périnée, au bout de la verge, constituent des symptômes tellement aigus qu'ils peuvent, comme nous l'avons dit, égarer l'attention et laisser l'appendicite passer inaperçue.

Dans sa thèse (Lyon, 1898), Vladoff cherche l'explication de l'intensité des symptômes vésicaux dans le siège de l'abcès appendiculaire. Celui-ci donnerait lieu à des symptômes atténués lorsqu'il siège sur la face latérale droite de la vessie ; les phénomènes sont au contraire très intenses quand l'ouverture de l'abcès se fait par le côté antérieur du réservoir urinaire.

CHAPITRE IV

Diagnostic.

Après avoir étudié les différents troubles de l'appareil urinaire qui peuvent s'observer au cours d'une appendicite, il convient de consacrer quelques lignes au diagnostic qui pourra quelquefois être difficile.

1° Les phénomènes douloureux du côté du rein pourraient parfois simuler une colique néphrétique. On se basera pour faire le diagnostic sur les antécédents du malade, sur la propagation de la douleur qui suivra le trajet de l'uretère dans le cas de coliques néphrétiques, enfin sur la fièvre, qui n'existe pas dans les coliques.

2° Nous avons vu par les deux cas publiés par M. Riese, que le diagnostic avec une pyélo-néphrite peut être très difficile. Dans la pyélo-néphrite il y a généralement du pus dans les urines depuis longtemps. On aura recours à la ponction exploratrice qui pourra fixer les doutes d'après la nature dû liquide obtenu.

3° Lorsque le rein mobile coexiste avec l'appendicite, on a l'attention attirée par ce fait que la douleur est beaucoup plus vive que dans les cas de rein mobile isolé. De plus il y a de la fièvre, symptôme qui ne s'observe pas dans le rein mobile seul.

4° Le diagnostic est parfois très difficile à poser entre l'appendicite et les calculs uretéraux. On devra rechercher les antécédents de coliques néphrétiques ; on ne pourra pas toujours se baser sur les symptômes fébriles, la fièvre pouvant exister dans le cas d'uretère infecté chez des individus qui ont eu des crises lithiasiques.

Le cathétérisme de l'uretère, s'il est possible, renseignera le praticien. L'examen des urines pourra être utile, basé sur ce fait que les malades qui ont des calculs urinaires présentent toujours des globules rouges dans l'urine après les efforts, la marche, une fatigue quelconque. Enfin on pourra avoir recours à la radiographie, qui ne sera pas toujours probante, les calculs phosphatiques ne donnant pas d'ombre dans l'épreuve radiographique ; elle ne servira donc d'une façon concluante que dans les cas où les calculs seront d'acide urique.

5° Dans les troubles vésicaux, rétention d'urine, dysurie, etc., il pourra arriver que le malade n'accuse pas d'autres symptômes. Le médecin devra s'attacher, par un examen approfondi du malade, à les rattacher à leur cause, qu'il arrivera à déterminer dans la plupart des cas. Il ne faudra négliger aucun moyen d'exploration ; le toucher rectal permettra souvent d'établir le diagnostic, dans les cas où l'appendice plongera dans la cavité pelvienne.

OBSERVATIONS

Observation I

(Communiquée par M. Gérard, service du professeur Terrier.)

Abcès appendiculaire. — Dysurie. — Douleurs à la miction.

B... Sylvain, 35 ans, est ouvrier en pianos. Il ignore ses antécédents héréditaires ; ses antécédents personnels sont nuls, et nous insistons sur ce fait qu'il n'a pas eu de maladie vénérienne. La suite de cette observation montrera qu'ainsi nous éliminons d'emblée une cause possible des symptômes observés.

La première attaque appendiculaire remonte à environ deux ans. Les symptômes s'amendèrent en 48 heures. Et le malade reprenait ses occupations.

Mais à partir de cette époque, à des intervalles qui variaient entre deux et quatre mois, d'autres crises survinrent plus longues, plus douloureuses, Il en note ainsi huit en deux ans.

Le 28 avril 1901, des coliques, que le malade compare à des pincements, se déclarent dans la fosse iliaque droite. La douleur est violente ; il y a des vomissements, et le ventre est ballonné.

La palpation provoque une douleur vive au point de Mac-Burney ; on sent au même point une masse ferme assez mal délimitée.

Le malade est plutôt constipé.

Devant nous il veut uriner, mais pendant la miction des douleurs cuisantes font qu'il s'arrête volontairement. Ces douleurs, il les localise au canal.

Nous l'interrogeons et nous apprenons que dès la première attaque appendiculaire cette dysurie avait existé. Comme sous nos yeux, à chaque crise, les urines étaient rouges.

En dehors des crises, elles sont claires à la miction mais ne tardent pas à se troubler. C'est un dire du malade que nous enregistrons sans l'expliquer.

Le malade éprouve de la pesanteur au niveau de la vessie. Et ce symptôme qui ne le quitte guère, est plus pénible pendant les crises.

A l'opération, on tombe sur un appendice plongeant dans le petit bassin.

Les suites opératoires sont excellentes. En deux jours les symptômes urinaires : douleurs à la miction, pesanteur vésicale avaient disparu.

Observation II

(Due à l'obligeance du docteur Héry.)

Abcès appendiculaire. — Rétention d'urine.

L. B..., jeune homme de 19 ans, habituellement constipé. La famille est indemne de tares, et lui-même n'a pas eu de maladies graves.

Depuis plusieurs années quand il faisait un exercice un peu violent, une course à pied par exemple, il éprouvait dans le flanc droit une douleur qu'il calmait par la pression.

Le samedi 13 juillet 1901, il est pris de violentes douleurs dans le flanc droit. Température : 37°5. La douleur est tellement violente qu'elle arrache des cris.

Le malade va à la garde-robe facilement ; mais son entourage remarque immédiatement que les urines sont rares.

La famille n'en faisant qu'à sa tête, et sur le désir du malade, administre un purgatif.

Le dimanche 14, violentes coliques ; langue sale ; température, 37°. Les urines sont toujours rares, à telles enseignes que l'on songe un moment à un accès de coliques néphrétiques.

Le lundi 15, les douleurs ayant disparu, le malade goûte un sommeil réparateur ; et comme conséquence il y a une émission d'urines.

Mais le 16, les douleurs reparaissent et aussitôt les urines diminuent. Le malade se plaint de douleurs dans le canal, plus particulièrement dans le gland.

Le point douloureux abdominal siège à 4 centimètres au-dessous du point de Mac-Burney.

Le 17, la fosse iliaque droite est empâtée, et la douleur est très vive. Les urines moins rares qu'au début ne sont cependant pas suffisantes.

Le mardi 23, la température s'élève à 39°. Et le 24, on se détermine à l'opération. Un abcès est incisé d'où s'écoule un pus fétide ; on explore sa cavité : elle s'étend derrière le cæcum et descend très bas. On se résout à laisser l'appendice, et on place un drain.

Une heure après l'opération, la température était de 37°5 ; et ce jour même la quantité d'urines émises était double de la veille.

Observation III (personnelle)

Appendicite. — Rétention d'urine.

Il s'agit d'un homme d'équipe âgé de 24 ans ; que nous avons vu dans le service de M. Gérard Marchant.

Antécédents héréditaires sans intérêt.

Dans les antécédents personnels on trouve une première attaque d'appendicite datant de deux ans.

Soldat. le 14 avril 1899, il se trouvait en permission, lorsqu'il fut pris brusquement d'un point douloureux localisé à la fosse iliaque droite. Il ne vomit pas ; mais la constipation était opiniâtre : 2 purgatifs, des cataplasmes laudanisés ; le repos au lit, la diète au bouillon. Tel fut le traitement institué. Et le douzième jour, le malade pouvait faire son service militaire.

Dans l'intervalle tout alla bien. Mais le lundi 25 mars 1901 à 4 heures et demie du matin le malade était réveillé par une douleur brusque dans la fosse iliaque droite. Il va quand même à son travail : mais toute la journée il a des nausées ; cependant si les garde-robes manquent, il rend des gaz.

Le lendemain mardi. impossible de se lever pour aller à son travail. Le médecin constate une température de 39°, une douleur localisée dans la fosse iliaque droite. Bien que le malade fût très abattu, faute d'avoir dormi, l'état général était assez bon. Une purgation intervient, fait beaucoup d'effet, et la douleur diminue.

Toutefois le jeudi 28 mars, les douleurs persistent et le malade entre à l'hôpital ce même jour.

Examen. L'état général est satisfaisant. T. 37°,5. Pouls régulier à 70. La langue est humide, un peu sale, l'anorexie complète. Ni vomissements, ni constipation.

La douleur de la fosse iliaque est vive. Et pour l'éviter, à tout le moins la calmer, le malade s'immobilise dans le décubitus dorsal, la cuisse droite fléchie sur le bassin.

Le palper permet de constater de la défense musculaire à droite. Le point de Mac-Burney est très net. On ne sent pas de frottements péritonéaux. Et la percussion ne donne pas de renseignements. Les urines et la miction sont normales.

On met le malade à la diète ; et un sachet de glace est appliqué sur la région douloureuse.

Dans la soirée le malade. qui en a besoin, ne peut uriner : on doit le sonder dans la nuit. Cette rétention dure quatre jours : la cathétérisme ramène des urines troubles. où les réactions ordinaires ne décèlent ni sucre. ni albumine.

Spontanément. les phénomènes urinaires cessent le 2 avril. Le 3 avril, la température est de 38°,4. La douleur moins vive au point de Mac-Burney a maintenant son maximum en dehors du cœcum. Par le toucher rectal on provoque une très vive douleur dans la région cœcale. La fosse iliaque est empâtée et l'on y sent quelques frottements péritonéaux.

Le 17 avril. Opération. L'épiploon adhère au cœcum, l'attire en dedans et un peu en haut. L'appendice à type descendant avoisine la vessie.

Observation IV

(Communiquée par M. Géraud).

Abcès appendiculaire. — Symptômes fonctionnels atténués. Rétention d'urine.

Un homme de 50 ans arrive à Beaujon, se plaignant uniquement de rétention d'urine. On pare aux accidents les plus pressés et on l'envoie à Necker, service des voies urinaires.

Les phénomènes de rétention persistent. On examine le malade. Et on lui trouve un volumineux abcès péricœcal. L'évolution de cette collection purulente n'avait pas autrement attiré l'attention du malade, d'ailleurs manifestement alcoolique. Il n'a pas le moindre souvenir de douleurs que l'on puisse rapporter à une attaque appendiculaire antérieure.

On l'opère : l'incision donne issue à une grande quantité de pus. Celui-ci évacué, le doigt introduit dans l'abdomen s'engage dans un diverticule de la poche purulente, et qui s'en va dans le petit bassin vers la vessie. Pas d'appendicectomie, large drainage.

Observation V

(Lejars. In *thèse* Chevalier, Paris, 1900).

Appendicite méconnue. — Anurie, ténesme.

Le 30 mai, entre à Cochin, chez M. Anger, un homme de 23 ans, terrassier, très vigoureux et malade depuis trois jours seulement.

Il avait été pris tout à coup, en pleine santé, de douleurs abdominales, de nausées, de vomissements et d'un affaissement général pseudo-lipothymique : le même jour, la miction se supprimait complètement et les envies incessantes qui tourmentaient le malade contribuèrent sans doute à égarer le praticien qui fut appelé le premier auprès de lui. Le cathétérisme fut pratiqué et répété maintes fois, mais sans autres résultats que de blesser le canal de l'urèthre.

Pendant ce temps l'état général s'aggravait et les accidents péritonéaux s'accusaient de plus en plus. A son entrée à l'hôpital le patient est très affaibli, son facies pâle, grippé. Température 36° ; pouls petit et irrégulier ; vomissements et régurgitations répétés à courts intervalles.

Le ventre est ballonné, surtout dans la portion sous-ombilicale, et à l'hypogastre se dessine un relief vaguement arrondi qui se prolonge jusque dans les fosses iliaques. A ce niveau la percussion révèle une matité mal circonscrite qui ne paraît être ni plus étendue, ni plus complète d'un côté que de l'autre, et l'exploration que permet encore un météorisme relativement modéré ne laisse découvrir dans les fosses iliaques, ni tumeur, ni collection.

Le ténesme vésical était toujours très intense et sur les instances du malade on pratique le cathétérisme, mais la sonde est arrêtée à l'entrée par la portion membraneuse de l'urèthre et c'est à peine si l'on parvient à faire passer une bougie de très fin calibre. La ponction sus-pubienne est alors pratiquée avec l'aspirateur Potain, on ne retire que quelques grammes d'une urine d'ailleurs normale et non albumineuse.

Il était trop tard pour tenter une intervention active, on se contente des moyens palliatifs : opium à l'intérieur, application de glace. La situation empirait d'heure en heure, l'abdomen était devenu extrêmement douloureux dans toute son étendue et les matières vomies avaient pris le caractère nettement porracé ; le ténesme vésical persista jusqu'à la fin.

Dans la nuit le malade mourait.

A l'autopsie, péritonite purulente généralisée, anses grêles très distendues, rouges, soudées par des exsudats récents et glutineux couverts par place d'enduits jaunâtres et purulents ; quand on eut soulevé toute cette masse il s'écoula une quantité considérable de pus qui remplissait le petit bassin en partie.

En aucun point du gros intestin grêle, ni de l'estomac on ne découvrit de perforation ; le cœcum était enveloppé d'une couche de néo-membranes épaisses, molles et vasculaires mais ne formant pas tumeur à proprement parler, il n'existait de poche purulente ni autour, ni en arrière de lui : sa paroi épaissie et rouge était pourtant intacte sur toute sa surface. L'appendice iléo-œcal descendait obliquement en dedans vers le petit bassin, masqué aussi partiellement par une gangue néo-membraneuse.

Il était perforé à son extrémité ; la perte de substance à peine assez large pour laisser passer un pois, occupait le cul-de-sac terminal du processus ; elle était arrondie, un peu déchiquetée sur son limbe et s'ouvrait en pleine cavité péritonéale. L'appendice était de volume normal, à peine sa paroi est-elle un peu épaissie et la muqueuse à sa face interne fortement injectée ne présentait nulle trace d'ulcération. Sa cavité était libre et l'on n'y rencontrait, ni sténose, ni coudure, ni corps étranger.

A part une congestion pulmonaire intense, les autres organes étaient sains. La vessie contenait une ou deux cuillerées d'urine : urèthre et prostate étaient normaux ; mais à l'origine de la portion membraneuse la paroi inférieure de l'urèthre était infiltrée de sang et la muqueuse creusée d'une série de fausses routes récentes qui lui donnaient un aspect comme lacunaire et formaient autant de culs-de-sac où venaient sans doute heurter le bas de la sonde.

En résumé, comme le fait remarquer Lejars, anurie et ténesme concomitant avaient suffi pour dérouter le diagnostic.

Observation VI

(M. Le Filliâtre. *Société anatomique*. Paris. 1900.)

Dysurie ancienne. Appendicite. Opération.
Disparition des troubles urinaires.

Homme de 40 ans, instituteur. qui depuis l'âge de 28 ans présentait par intermittences de la difficulté à uriner ; parfois il lui arrivait d'attendre un quart d'heure et plus avant de pouvoir émettre quelques gouttes d'urine.

Durant cette période de 12 ans il dut à plusieurs reprises se faire sonder. Remarquons encore que depuis cette époque notre malade ne pouvait uriner que dans la position verticale, et que son urine avait toujours été normale.

Rien d'intéressant comme passé pathologique sauf une blennorrhagie à l'âge de 18 ans qui parait avoir été bénigne. En outre une constipation opiniâtre parfois.

Trois semaines avant l'opération. le malade est pris de phénomènes péritonéaux subaigus qui l'obligent à garder le lit avec glace sur l'abdomen. Pendant les 8 premiers jours de cette crise, le médecin de la famille est obligé de le sonder matin et soir et retire chaque fois de 300 à 500 grammes d'urine normale. Durant ces trois semaines sa température se maintient aux environs de 37°5 le matin et 38°5 le soir ; le pouls qui battait à 120 au début de cette crise se maintient à 90 environ dès le huitième jour.

Je vois le malade exactement 21 jours après le début ; il a

toujours conservé le lit. Etat général médiocre. facies abdominal, langue saburrale, constipation, météorisme abdominal léger, pouls à 111 à la minute, petit, dépressible. température rectale à trois heures de l'après-midi 38°3.

A la palpation point nettement douloureux sur le milieu de la ligne qui va de l'ombilic à l'épine iliaque antérieure et supérieure droite, avec irradiation du côté du pubis; chez une femme on aurait certainement pensé à une salpingite. A remarquer une défense de la paroi assez intense à ce niveau pour empêcher la palpation profonde de la région.

A la percussion sonorité dans toute la région. Pas de circulation veineuse supplémentaire de la peau.

Le malade n'a pas uriné depuis la veille au soir et, devant nous, soutenu par sa femme, il prend la position verticale afin d'uriner ; après 20 minutes d'attente et d'efforts il donne 400 gr. d'une urine ne présentant rien d'anormal.

Portant le diagnostic d'appendicite, nous décidons d'intervenir le lendemain.

A l'ouverture de la cavité abdominale nous trouvons un appendice long, tendu comme une corde entre le cœcum et la vessie. Le cœcum, immobilisable, adhère fortement par sa face postérieure à la fosse iliaque. L'appendice est fixé par son extrémité et sur 2 centimètres environ de sa face postérieure à la vessie par l'intermédiaire d'une sorte de mésoappendiculo-vésical qui se continue sans démarcation avec le méso-appendice. Trois ligatures au catgut sur ce méso et une quatrième à la base de l'appendice ; nous libérons notre appendice, et, après résection au thermocautère, enfouissement du moignon dans le cœcum par une suture en bourse. le tout au catgut.

L'appendice présente 3 abcès dont le plus volumineux siège à l'extrémité adhérente à la vessie ; ces trois abcès renferment chacun un calcul stercoral. Le lendemain de l'opération. la température tombe à 37° le matin. à 37°8 le soir, le pouls à 90. On sonde le malade pendant les 4 premiers jours et le cinquième, il peut, à son grand étonnement, uriner dans la position couchée, ce qu'il n'avait pu faire depuis 12 ans.

Observation VII

(M. Le Filliâtre, *eodem loco).*

Appendicite aigüe. — Rétention d'urine.

M. Le Filliâtre cite en outre l'observation de son propre facteur qui, après s'être plaint de troubles vésicaux analogues, et de troubles gastro-intestinaux sans localisation bien nette pendant deux ans environ, est pris subitement de rétention d'urine, sans coliques ni douleurs dans la fosse iliaque droite, avec simplement de l'élévation de température et de la fréquence du pouls. On le sonde pendant quatre jours et dans la nuit du quatrième au cinquième, se déclare une attaque d'appendicite aiguë qui le fait envoyer d'urgence chez le docteur Bazy, alors à Bicêtre ; l'opération a lieu le jour même ; on trouve un appendice perforé à son extrémité située au voisinage de la vessie. Depuis, le malade a toujours très bien uriné.

Observation VIII (résumée.)

(Schwartz. — *Bulletin Société de chirurgie*, 1894.)

Jeune homme de vingt ans qui, à plusieurs années d'intervalle, a trois crises d'appendicite aux âges de 10 ans. 16 ans et 20 ans. Chacune de ces crises se termina par la formation d'abcès qui s'ouvrirent ou furent ouverts dans la région ombilicale. Ce malade présente chaque fois de violentes douleurs en urinant et des mictions fréquentes. A la troisième crise, l'état général du malade fait croire au médecin qu'il est en présence d'un cas de fièvre typhoïde. Il est détrompé par le malade qui lui affirme qu'il ressent les mêmes symptômes que les précédentes fois, les mêmes douleurs. la même dysurie, les mêmes ténesmes vésicaux.

M. Schwartz l'opère à froid et trouve l'appendice ayant la forme d'un cordon dur, et s'étendant de la fosse iliaque à la paroi abdominale, à égale distance de l'ombilic et du pubis, et au voisinage de la vessie. Ablation de l'appendice tout contre le cæcum. Guérison.

Observation IX

(Roux. — In *thèse* Damien-Masson, Paris, 1898.)

Appendicite. — Rétention d'urine.

Mlle M..., 22 ans, demoiselle de magasin, dyspeptique.

Tendance à la constipation habituelle, a bu de l'eau glacée pendant ses règles et souffre depuis trois jours dans la région iliaque. Dans la nuit du 29 au 30 juin 1889, elle se lève pour uriner. En voulant se relever du vase elle ressent une douleur d'une telle violence qu'elle ne peut faire un mouvement et se met à crier sans cesse, jusqu'à l'arrivée du docteur, qui pense à une perforation intestinale. T. 38°5. P. 120. Dans la journée, T. 37°6. P. 120. La douleur abdominale à la pression est surtout très forte à droite, aussi bien en arrière et en dehors qu'en avant. Morphine.

1er juillet. T. 36°5, P. 120. Rétention d'urine, cathétérisme. A midi, vomit son lait. Le soir, pouls filiforme, 120. Ventre énormément ballonné, très tendu : péritonisme. Moins de douleur cependant à la pression à gauche. Facies hippocratique en inanition. Champagne, morphine.

2 juillet, consultation à trois.

La malade a gardé un lavement évacuant et deux lavements nutritifs (œuf, bouillon, lait, peptone, marsala). Nausées constantes sans vomissements. Quatre injections de morphine. Cathétérisme. Ventre toujours énorme et tendu, mais toujours plus sensible à droite où il y a une résistance et matité nettes. Un peu de délire, pouls 120, moins filant et meilleur que le premier jour. Dès que l'effet d'une injection de morphine cesse, les douleurs reprennent très vives, jusqu'à la prochaine piqûre.

Diagnostic : appendicite. On parle d'une intervention éventuelle.

3 juillet, au matin, P. 108. Urine spontanément. Langue humide ; lavement sans fèces. Examen par rectum nul. Région iléo-cœcale plus douloureuse au bord du ligament de Poupart. Trois à quatre injections de morphine par jour.

Le 4, nouvelle consultation ; on admet du pus et fait dans la ligne de notre incision habituelle trois ponctions exploratrices assez profondes sans résultat.

Le 5, pouls 120. Plusieurs selles fétides ; bonne nuit ; le ballonnement a beaucoup diminué. La malade ne supporte plus les lavements nutritifs qui provoquent les selles ; mais elle prend per ós. vin, bouillon, etc. Ne vomit plus. Soir 38°3. P. 120.

Le 6 et le 7, température toujours élevée. On la transporte à l'hôpital pour opérer.

Opération. On fait une incision de 15 centimètres et trouve dans la paroi musculaire trois fusées verdâtres, gangréneuses, puantes, qu'on s'explique par le trajet des ponctions ; puis on arrive sur le cœcum très rouge et vide. Suivant la fusée inférieure, on arrive avec le doigt dans une cavité purulente correspondant au siège de l'appendice. Après quelques recherches, on découvre le fond du cœcum et un lambeau verdâtre, gangrené, dont la forme et le volume correspondent au processus vermiforme. Tirant dessus avec la pincette, on détache d'abord une membrane fibrineuse, puis on voit qu'il reste des débris de tissus sphacélés sur lesquels on tire de nouveau, et on peut se convaincre que c'est bien l'appendice qui sort comme un macaroni. A la limite où se déchire ce tube, on aperçoit un lumen dans lequel on peut introduire une sonde et d'où s'échappe du pus. On avive les bords de cette ouverture et y place deux sutures. On irrigue toute la cavité à la créoline ; on enlève aux ciseaux les adhérences inutiles et les débris sphacélés; et on tamponne enfin toute la plaie à la gaze iodoformée.

Depuis l'opération, la température est normale, le 21 août, la malade quitte l'hôpital en parfait état.

Observation X

(Richardson. In *thèse* Chevalier, Paris 1900.)

James W. B., début le 11 décembre 1891 par des douleurs vagues suivies d'une douleur aiguë dans la région sous-ombilicale. Rétention d'urine, douleurs à la pression dans la fosse iliaque. Le 23 décembre, par le rectum on sent une tuméfaction rétro-vésicale : vomissements constants, pouls et température élevés ; très mauvais état général. Ponction immédiate avec un long trocart rectal de petit diamètre. A partir de ce moment l'amélioration se fit rapidement. Il est en parfaite santé en mars 1892.

Observation XI

(Obs. de Salgues, maitre en chirurgie à Sens, le 27 avril 1770. In *thèse* Chevalier, Paris, 1900.)

« On vint me prier d'aller voir un nommé Bossu, vigneron, âgé de 24 ans, d'un tempérament bilieux. ». Constatation d'un abcès de la fosse iliaque. Traitement : diète, lavements, repos, huile et beurre frais à l'intérieur. Le 25 mai, reprise à la suite d'écart de régime.

Douleur dans le bas-ventre. La tension du ventre fut suivie d'une grande difficulté d'uriner ; le 12 juin suivant le malade n'a plus vomi, ni souffert que légèrement.

« Dans le même jour il a rendu tout le cœcum avec son appendice en partie gangrené. J'ai pour témoins du fait quatre de mes confrères qui ont vu l'intestin cœcum après que le malade l'eut rendu, et un voulut voir le malade. »

Observation XII (Résumée.)

(Poutet. In *thèse* Chevalier, 1900, Paris.)

Appendicite pelvienne — Fréquence des mictions.

X.., Sicilien. 24 ans. En juillet et août 1881 a dû garder le lit, la région sus-pubienne était tuméfiée et douloureuse, les émissions d'urine très fréquentes et le malade croit avoir rejeté du pus par l'anus. Le 2 août 1882, après une traversée en mer, présente une nouvelle crise avec empâtement et douleur dans la fosse iliaque droite. M. Pierrot diagnostique pérityphlite.

Le 26 août 1882, voussure notable de la région sus-pubienne s'élève à 8 centimètres de la symphyse, mesure 13 centimètres de largeur à sa partie moyenne, et 12 centimètres aux deux extrémités supérieure et inférieure ; latéralement elle occupe de chaque côté la moitié interne de l'arcade de Fallope. Le palper abdominal est très douloureux ; il semble que la tumeur pénètre dans le petit bassin ; la fosse iliaque droite est douloureuse, empâtée, mais sonore.

Le malade urine de 12 à 15 fois par jour, sans douleur. Le doigt rencontre au-dessus de la prostate une tumeur qui présente le caractère de dureté uniforme de la tumeur sus-pubienne: elle est divisée par un sillon vertical et médian en deux masses latérales assez volumineuses pour se mettre en contact avec les parois du petit bassin ; on croit arriver jusqu'à son bord en introduisant son doigt aussi haut que possible. Par le palper abdominal combiné, on a une sensation d'ébranlement liquide, mais pas de flot à proprement parler.

4 septembre, émission de pus par l'anus : la tumeur diminue peu à peu à partir de ce moment et les émissions de pus continuent.

Le 16 septembre, la tumeur sus-pubienne a disparu.

Le 26 septembre, il reste une plaque d'induration en avant du rectum ; les mictions redeviennent normales comme fréquence.

En juillet 1883, X... jouit d'une bonne santé.

Observation XIII

(Balzer. In *thèse* Damien, Masson, Paris, 1898.)

Pérityphlite. Rétention. Ténesme.

L... (Alfred), âgé de 11 ans, entre le 2 avril 1875, salle Saint-Joseph, nº 26, dans le service de M. Cadet de Gassicourt.

Cet enfant a toujours eu une bonne santé, il a eu seulement les ganglions du cou volumineux pendant quelque temps. Le père se porte bien, mais la mère paraît tuberculeuse.

Depuis quelque temps, l'enfant se plaignait du ventre et digérait mal, bien qu'il eût conservé l'appétit.

Le 27 mars, il déjeune encore très bien à midi, à quatre heures il est pris subitement de fortes douleurs dans le bas ventre avec vomissements ; depuis lors il n'a pas cessé de vomir tout ce qu'il prenait et d'avoir des vomissements glaireux.

La diarrhée a commencé le 30 mars, après un purgatif, et n'a pas cessé depuis. Température au moment de l'entrée, 39 degrés.

Le 3 avril, le matin, amélioration notable : les vomissements ont cessé, la température est de 37°4. La langue blanche et humide. Le ventre est tendu, ballonné ; l'enfant n'a pas uriné, la vessie remonte jusqu'à l'ombilic ; on la vide par le cathétérisme. Le soir, l'enfant a pris un bain dans la journée. T. 38°1. On est encore obligé de le sonder.

Le 4 avril, vessie encore très distendue : cathétérisme. On constate par la palpation de l'abdomen une tumeur en forme de boudin, de 5 à 6 centimètres de longueur sur 2 centimètres de largeur. L'enfant a eu le matin des garde-robes diarrhéiques, avec des boulettes fécales très dures. Prescription : un grand bain, une cuillerée à café de sirop de strychnine, huile de ricin, 15 grammes. Matin T. 38° ; soir, 38°2. Le 5 avril, le purgatif a provoqué l'expulsion de matières dures, semblables à celles d'hier; la tumeur du cœcum a diminué. L'enfant souffre beaucoup moins : il urine spontanément.

Le 6 avril, on constate un empâtement au niveau de la vessie, probablement dû à la présence de matières fécales.

9 avril. Hier, dans la journée, l'enfant a rendu plus de 2 litres d'urines et a eu deux garde-robes liquides, mais après plus de vingt essais infructueux.

Ténesme très douloureux ; le ventre est ballonné, très douloureux à la palpation. Matin, T. 38°4 : soir, 38°8.

11 avril, hier, on a placé un vésicatoire dans la région du cœcum ; l'enfant souffre moins et le tympanisme a diminué. Selles diarrhéiques.

15 avril, palpation, devenue indolente, révèle toujours un peu d'empâtement dans la région du cœcum. La fièvre persiste encore. Matin, 38°5 ; soir, 39°.

25 avril, l'enfant se lève depuis quelques jours, mais se plaint toujours un peu du ventre. On constate un peu d'empâtement dans la région du cœcum. Température d'hier soir, 39°.

3 mai, plus de tuméfaction dans la fosse iliaque. La fièvre à cessé et il n'y a plus de diarrhée, mais l'enfant reste très faible, pâle et amaigri. Il part en convalescence.

Remarques. La soudaineté du début, l'intensité de la douleur, les vomissements, la tympanite, la rétention d'urine, tels sont les symptômes observés tout d'abord chez ce malade et subordonnés évidemment à l'existence d'une péritonite, qui masquait les accidents en voie d'évolution dans la région du cœcum. Ceux-ci devinrent de plus en plus manifestes à mesure que l'inflammation s'apaisa du côté du péritoine ; la maladie finit par évoluer lentement avec tous les caractères d'une typhlite.

Observation XIV

(Gerster, In *thèse* Damien-Masson. 1898.)

Jeune homme de 19 ans, atteint d'appendicite aiguë, arrivé au quinzième jour de sa maladie. A l'examen on constate une tuméfaction considérable de la fosse iliaque droite, s'étendant jusqu'au voisinage de la ligne blanche. En plus des symptômes ordinaires de l'appendicite, on note de *fréquentes envies d'uriner*, et de plus des phénomènes d'hecticité tels qu'on en observe dans les suppurations prolongées : Gerster pratique la laparotomie. On trouve une première poche purulente dans la fosse iliaque, derrière l'arcade crurale. Cette poche présente un prolongement sinueux qui se dirige vers la ligne médiane et communique avec une seconde collection purulente, laquelle occupe *l'espace pré-vésical*. Après évacuation, on draine cette poche. Dix jours après l'intervention surviennent des phénomènes de *rétention d'urine* qui durent un jour ou deux. Après leur disparition la guérison suit son cours.

Observation XV (Résumée.)

(Gangolphe. In *thèse* Dormoy. Lyon, 1897.)

Appendicite pelvienne. Troubles de la miction.

Jeune fille 18 ans. Le 14 août 1896 prise subitement de phénomènes appendiculaires : douleurs dans le flanc droit, vomissements, fièvre élevée : dès le début même, symptômes de péritonite.

La malade se plaint de troubles de la miction consistant en douleurs et fréquentes envies d'uriner. Les phénomènes de péritonite ont disparu. La malade a maigri. Température stationnaire autour de 40°.

6 semaines après, jeune fille très cachectique. Ni saillie ni tuméfaction dans le flanc droit. Par le toucher rectal on a la sensation d'une masse dure. assez douloureuse, englobant tous les organes du petit bassin et faisant saillie du côté du rectum.

Les troubles de la miction ont disparu. Ni diarrhée ni constipation. Anorexie ; quelques vomissements.

Le 2 octobre opération : une sonde introduite dans la vessie, on fait une incision médiane et on tombe sur des tissus scléreux très durs. Les adhérences sont telles que la vessie ne pouvant revenir sur elle-même, on perçoit quand on la mobilise, par suite du passage à travers l'urine de l'air pénétrant dans la vessie, comme un bruit de bouteille qui se vide.

On ne trouve aucune collection. Amélioration les jours suivants.

10 jours après, émission de pus par les drains et l'intestin.

Etat général bon.

Observation XVI (Résumée.)

(Gangolphe, [in *thèse* Dormoy, Lyon, 1897.)

Appendicite aiguë. Troubles inconstants de la miction.

X..., âgé de 18 ans, entre dans le service de Gangolphe en juin 1895. Ce jeune homme a présenté tous les symptômes habituels de l'appendicite aiguë. Les phénomènes douloureux s'étendent aux régions hypogastrique et pelvienne. Le malade accuse en outre des *troubles de la miction* avec cette particularité que ces troubles sont *inconstants*. Le toucher rectal fait percevoir une *masse rénitente*, siégeant *au niveau de la région rétrovesicale*.

La percussion donne une sonorité complète et à timbre très

élevé. La température est au voisinage de 39°. On porte le diagnostic d'appendicite pelvienne et hypogastrique.

La laparotomie fut faite le vingtième jour après le début des accidents. Elle donne issue à un demi-litre de pus mélangé à des gaz. Tout le bassin est envahi, ainsi que permet de le constater le doigt introduit par la plaie. On n'a pu arriver à réséquer l'appendice. Drainage. Guérison.

Observation XVII

(James Johnson. *Gazette médicale*, 1837.)

Phénomènes de cystite. Abcès appendiculaire reconnu seulement à l'autopsie. Vessie perforée.

Vers la fin de l'été dernier je fus mandé voir un jeune homme commerçant, offrant les conditions suivantes :

Emaciation extrême, apparence d'une maladie organique grave.

Il se plaint principalement de souffrir en urinant. Il est obligé d'uriner à chaque demi-heure et rend une once d'urine chaque fois. Avant de se présenter au pot il éprouve de la douleur de la vessie, au périnée et au bout de la verge : cette souffrance se prolonge quelques instants après l'émission de la dernière goutte d'urine. Ce liquide ne s'arrêtait pas subitement en sortant mais il était quelquefois sanguinolent. Il ne se plaignait pas de la région des reins, et rapportait toute sa souffrance à la vessie et à l'urèthre. La pression au pubis augmentait la douleur.

Il y avait des symptômes de la phtisie pulmonaire (expectoration purulente, etc.). L'urine est pâle, trouble et acide. En la traitant par l'acide nitrique ou par la chaleur, la présence de l'albumine n'est point douteuse : on y observe cependant une sorte de précipité floculent, blanchâtre et opaque, analogue à de l'adipocire.

En passant une sonde dans la vessie, on donne issue à une petite quantité de liquide, et on n'y découvre aucun corps étranger. Cette opération occasionne beaucoup de spasme sur les muscles du bulbe, et de la douleur au périnée et dans la vessie. En passant un doigt dans le rectum et en relevant la prostate, la douleur de la sonde était bien moindre.

Voici maintenant quel est le commémoratif de ce malade :

Pendant plusieurs mois le malade avait éprouvé tous les symptômes de la phtisie, dont il avait été judicieusement traité ; il était déjà mieux lorsque, il y a deux mois, il vint me consulter pour des symptômes vésicaux. Les remèdes que j'ai employés pour cette dernière affection n'ont produit aucune amélioration.

Il est allé de pis en pis et il a fini par succomber subitement.

Attendu l'état de ses urines, j'avais présumé l'existence d'une maladie des reins.

Autopsie. — Emaciation extrême. Existence de tubercules dans les poumons à toutes les périodes. Reins et artères parfaitement sains. Vessie saine au premier coup d'œil ; la muqueuse de ce viscère n'est ni enflammée ni épaissie : sa paroi antérieure cependant présente vers sa partie moyenne un petit trou fistuleux, rond, ayant à peine le diamètre d'un pois. Sur ce point la muqueuse est injectée et l'ouverture elle-même parait le résultat d'une ulcération.

Cette ouverture communique dans un trajet sinueux formé entre l'insertion des muscles au pubis et la membrane cellulaire correspondante.

Le trajet s'avance vers le côté droit entre les muscles et le péritoine, arrive dans la fosse iliaque où il s'ouvre dans une sorte d'abcès formé en partie par le cœcum, en partie par du tissu cellulaire. Une large partie du cœcum était détruite par un travail d'ulcération. La dissection ayant été continuée, on vit manifestement que ce vaste abcès iliaque communiquait avec l'intérieur de la vessie urinaire.

La muqueuse cœcale, celle de l'iléon et de la valvule correspondante était profondément ulcérée. Tout le reste de l'organisme était sain.

Observation XVIII (résumée)

(Brun. *Presse médicale*. t. v, p, 341. 1896)

Abcès appendiculaire s'ouvrant dans la cavité de Retzius. Phénomènes intenses de cystite. Ouverture dans la vessie. Pus dans l'urine.

Le nommé L. L..., âgé de neuf ans et demi, entre le 22 mars 1895 à l'hôpital des Enfants-Malades, service de M. de St-Germain.

Le 7 mars il a été pris d'une douleur très violente dans les reins et le côté droit du ventre ; a eu des vomissements dans la nuit. Le lendemain un médecin appelé constate dans la région hypogastrique droite, une masse dure, grosse comme un œuf de poule. Les jours suivants les douleurs continuent et la tumeur augmente en devenant de plus en plus médiane. Selles fétides tous les jours environ. Pas de tuméfaction apparente.

Le 20 mars une saillie se dessine sur la partie médiane et inférieure du ventre. Le 21 mars l'enfant souffre en urinant, les mictions sont fréquentes, peu abondantes et lui arrachent des cris. L'urine est claire et sans odeur.

Le 26 mars, il survient de l'incontinence d'urine dans la journée, la tuméfaction est bien plus volumineuse. L'enfant entre à l'hôpital.

On constate une saillie de forme ovoïde, absolument médiane, remontant jusqu'à deux travers de doigt au-dessous de l'ombilic qui au palper donne l'impression d'une vessie distendue. Le pubis est douloureux à la pression. Pas d'œdème ni de rougeur de la peau. Le malade prié d'uriner, émet une petite quantité d'urine claire et inodore ; on le sonde pour s'assurer que la vessie est vide. La tumeur reste aussi volumineuse.

Temp. : 38°5, langue blanche, pouls un peu rapide mais bon.

Le lendemain la tuméfaction a augmenté en s'étalant du côté droit, l'enfant a uriné goutte à goutte dans la nuit.

On conclut à un abcès de la cavité de Retzius d'origine appendiculaire et l'intervention est décidée. L'enfant endormi, au moment où on se prépare à le sonder, il urine seul mais son urine est trouble, d'odeur fécaloïde et contient des grumeaux de pus. L'ouverture de l'abcès dans la vessie est évidente.

On pratique une incision médiane de 10 centimètres à partir du pubis ; il s'échappe un mélange de pus et de sang fétide d'odeur fécaloïde et on se trouve en présence d'une poche du volume d'une mandarine autour de laquelle existe une induration énorme de la paroi abdominale.

On panse, 200 grammes d'urine sont rendus dans la journée ; l'enfant vomit plusieurs fois. Temp. 39°2. Facies bon, pouls rapide mais bien frappé.

L'enfant expire dans la soirée.

A l'autopsie on trouve l'appendice partant du côté externe du cœcum, le contournant et se dirigeant en avant et en dedans de la ligne médiane. Son extrémité vient se perdre dans la paroi postérieure de l'abcès pariétal ; son corps est sain, libre, mais il est perforé à son extrémité, à l'endroit où il vient se perdre dans la paroi de l'abcès. La vessie contient du pus ; il y a des taches ecchymotiques sur la muqueuse. On ne peut apercevoir le point où s'est faite la perforation.

L'autopsie montre que la mort a été déterminée par une péritonite purulente généralisée, consécutive à la perforation de l'abcès de la cavité de Retzius, dû lui-même à une appendicite perforante.

Observation XIX

(Roux, de Lausanne. *Revue médicale de la Suisse Romande.*)

Abcès appendiculaire. Perforation de l'appendice. Cystite suraiguë avec tenesme et pyurie

Mme A...., 60 ans. Forte pérityphlite en 1880. Le 11 février 1886, violente crise de coliques, suivie de selles abondantes et syncope après un dîner de choux. Région iléo-cæcale douloureuse à la pression. Opium, diète, se remet assez vite. Emploie depuis longtemps 3 à 5 pilules Brandt par jour pour constipation habituelle.

Les deux derniers jours de mars commencent des douleurs à l'épigastre et à la région iléo-cæcale qui augmentent et forcent d'appeler le docteur, le 3 avril 1886.

Le soir du 4, la malade qui a pris 60 grammes de ricin est beaucoup plus mal. Le 5, la région iliaque encore plus douloureuse, ballonnement. Morphine et atropine. Le 7 on peut donner avec un cathéter n° 12, un lavement qui remonte au-dessus d'un rétrécissement spasmodique du rectum, siégeant à 8 centimètres environ de l'anus. Quelque peu de fèces. Injection de morphine.

Glace sur le cæcum. Le 8, pas de selle ; ballonnement augmenté ; ventre douloureux. Lavement galvanique avec interruption, 30 à 36 milliampères sans effet. Nausées. Glace à l'intérieur.

Toutes les 3 heures, calomel, 30 centigrammes, poudre et extrait de belladone, de chaque 15 milligrammes.

Après la deuxième poudre une forte selle.

Douleur et ballonnement diminuent.

P. : 108. Consultation. Malheureusement on décide de continuer le calomel. A 2 heures, le 5 avril, douleur subite et violente dans la région cæcale, qui s'étend à l'épigastre, au nombril.

Le ventre se ballonne de nouveau immédiatement ; facies péritonique. P. : 120. On admet une perforation. Champagne. Injection de morphine. Le soir P. : 132. Morphine.

Le 10 au matin. P. : 120. La péritonite ne s'est pas étendue, ni vomissement, ni nausées ; fœtor et goût de pourri.

P. : 132 le soir ; T. : 37°5. Rétention d'urine.

Le 11, à 4 heures du matin, douleur subite dans l'abdomen qui grossit encore. P. : 120 ; T. : 36°4. A 11 h 1/2. la percussion douloureuse partout, le pouls mauvais ; le facies péritonéal plus prononcé. On fait une incision oblique étendue, sans narcose, vu l'état de la malade. Il sort beaucoup de pus.

A la partie inférieure de la plaie. on décolle les adhérences et voit sourdre entre les anses grêles du sérum trouble en assez grande quantité. Drainage du péritoine et de l'abcès séparés. Morphine, à cause de la douleur plus grande après l'opération.

Le soir P. : 136 ; ballonnement plus accentué.

Le 12, ballonnement énorme, bruit de tambour, gargouillement ; semble ad exitum. Morphine.

Dans la nuit du 12 au 13, dégagement subit après pétarade horriblement puante, comme l'urine ; le ventre devient souple, indolore, sauf au moment des flatus. Un peu d'iodoforme sur la plaie donne des symptômes indubitables d'intoxication ; on se hâte de l'enlever.

Le 4 avril le mieux s'accentue. Beaucoup de pus glaireux par le drain.

Le 17 ventre libre et détendu : le 18 il est douloureux quand la malade a mangé. Quelque peu de muco-pus dans la fistule. Dans la nuit du 18 au 19, crise suraiguë de cystite. Urine trouble, alcaline, avec des quantités innombrables de streptocoques, sans albumine. ténesme intense. Lavage boriqué qui amène un soulagement et qu'on répète plus tard. Le 24 la fistule est fermée. La cystite qui s'améliore rapidement réapparait à plusieurs reprises avec ténesme, pyurie : le 8 juin avec grossier sable et douleurs dans le rein. Le 21 juin les douleurs rénales à droite recommencent, après un bien-être de plusieurs jours, et des symptômes de cystite et de pyélite plus ou moins.

Le 24 juillet. violent accès de cholélithiase avec 40°. P. : 141. Selles puantes, décolorées, ictère.

Au milieu d'août, réapparaît le sable dans l'urine, qui se montre à chaque dérangement de digestion.

Au milieu d'octobre, la malade qui a continué son traitement et en particulier les lavages de vessie, a fait de grands progrès.

Elle urine toujours du sable, mais se lève, mange de grand appétit et travaille. Depuis trois mois elle prend à l'intérieur de l'acide chlorhydrique.

Le 21 décembre nouvelle crise de cholélithiase.

A la fin de l'année, elle est relativement guérie. Dès lors elle reprend vie, engraisse et travaille comme à l'ordinaire.

Cependant elle ressent çà et là des crises rénales et vésicales. Ainsi le 22 avril 1887.

En juillet 1889, travaillant sans aucune gêne, elle s'assied sur la terre humide et y prend une nouvelle crise vésicale avec vaginite douloureuse.

Dans la cicatrice la paroi abdominale a cédé et laisserait former une hernie avec une porte grosse comme une pièce de deux francs à la partie inférieure.

Observation XX (Résumée.)

(Leplat, *Annales des maladies des organes génito-urinaires*, *1895.*)

Abcès appendiculaire s'ouvrant dans la vessie sans phénomènes de cystite ; pyurie intermittente.

En novembre 1894, le malade ressent à l'aine droite une douleur qui le contraint à s'aliter. Fièvre et constipation ; il prend un purgatif.

8 jours après, le 16 novembre il faut appeler le médecin qui découvre une petite tumeur dans la région hypogastrique. L'ouverture se fait dans la vessie ; 3 semaines environ après le début des accidents, le malade émet un peu de pus par l'urèthre à la fin de ses mictions. Les douleurs s'amendent, puis réparaissent tous les quinze jours, et ensuite plus fréquemment; la disparition de la douleur coïncide avec la présence dans l'urine de pus blanc rougeâtre dont l'émission dure deux ou trois jours.

A l'examen du malade, lors de son entrée, on constate au-dessus et un peu en dedans du milieu de l'arcade de Fallope une tuméfaction douloureuse, dure, du volume d'une pomme, semblant bien en contact avec la région vésicale. Le toucher rectal montre que cette tumeur n'est en rapport ni avec la prostate, ni avec les vésicules séminales, qui sont normales. Le lendemain le malade expulse avec l'urine une certaine quantité de pus jaunâtre.

Etat général bon ; pas de fièvre, pas de constipation habituelle.

Opération le 29 février. On trouve une masse indurée constituée en avant par le cœcum, portant en dedans 8 à 10 centimètres de la portion terminale de l'intestin grêle ; nulle part on ne trouve trace de l'appendice. La tumeur adhère fortement à la face latérale de la vessie ; son volume dépasse celui du poing ; elle descend dans la cavité pelvienne. Une nouvelle incision faite pour donner du jour, permet de trouver au-dessus de l'arcade de Fallope un corps extrêmement dur, du volume d'une noix qu'on reconnait après examen pour un calcul fécaloïde.

On ne trouve aucune communication avec la vessie, seulement une adhérence très intime avec la face latérale droite de cet organe.

On draine, on panse. Dans les jours qui suivent état satisfaisant. Le fait interessant est celui-ci : à partir de l'opération, on n'a plus observé ni trace de pus dans les urines, ni crise vési-

cale. Les urines des premiers jours étaient rouges, mais rapidement elles se sont éclaircies et n'ont plus rien présenté d'anormal comme quantité et qualité.

Il semble évident qu'on se trouve ici en présence d'un cas d'appendicite calculeuse ayant évolué vers la vessie. Le calcul s'est développé lentement et a atteint le volume d'une noix sans provoquer d'accident. Alors s'est produite l'oblitération, l'appendicite évoluant encore d'une façon relativement silencieuse. Puis il y a eu perforation, chute, enkystemen des calculs dans le péritoine ; l'abcès péritonéal s'est ouvert dans la vessie tandis que se fermait la communication intestinale. Il restait alors une fistule faisant communiquer la vessie avec la poche renfermant le calcul, poche dans laquelle se formait le pus qui se déversait périodiquement dans le réservoir urinaire.

Observation XXI (Résumée)

(In *Thèse*, Chapon, Paris, 1901).

Appendicite aiguë. — Phénomènes vésicaux ; ouverture dans la vessie.

G. Allain, 17 ans. Le 21 novembre 1900, douleurs au creux épigastrique. Vomissements bilieux.

Le 22 novembre : Douleurs dans le bas-ventre, vomissement porracé. Élancements dans l'urèthre, pas de selles.

A droite, pas de contracture de la paroi, circulation de la peau normale. Tuméfaction douloureuse à la pression dans la fosse iliaque. Pas d'urine depuis le matin.

23 novembre : nuit calme. Envies fréquentes d'uriner. Douleur atténuée au point de Mac-Burney, très intense à la pression à la zone sous-ombilicale.

Cathétérisme : 1 litre d'urine foncée à reflet safrané.

24 novembre : ventre plus souple ; langue plus humide. A rendu des gaz.

Cathétérisme nécessaire tous les jours jusqu'au 30 novembre. Les symptômes s'atténuent de plus en plus et le malade part en convalescence le 5 décembre.

Le 25 et le 26 décembre, il est vu par M. Poirier qui constate des mictions fréquentes et douloureuses : le malade ne peut uriner que dans une serviette.

Le 28 et le 29 décembre, température : 38°. Le 30 elle monte à 40° et on rappelle M. Poirier qui constate un ventre souple et creux, des mictions fréquentes, mais non douloureuses. Un peu d'empâtement à droite, au-dessus de la base de la prostate, constaté par toucher rectal. L'état général étant assez grave, l'opération décidée.

On trouve un cœcum sain, mais impossible de trouver l'appendice. Au niveau de la base de la prostate, on crève une collection purulente fétide. pouvant être évaluée à 100 gr. Drain, lavement. La fièvre tombe : le pouls devient normal.

Au 17e jour, le ventre se ballonne, la température remonte à 39° 5 ; mais dans la nuit les phénomènes s'amendent, en même temps que le malade rend avec ses urines une notable quantité de pus. L'abcès s'était spontanément ouvert dans la vessie.

En février, le malade était en voie de guérison ; plus de pus dans les urines, état général bon.

BIBLIOGRAPHIE

Annales des maladies des organes génito-urinaires, 1891.

Barozzi. — Presse médicale, 1891.

Bienfait (A). — Gazette médicale belge, 1900.

Brun. — Presse médicale, 1896, t. v, p. 341.

Chapon. – Thèse. Paris, 1900.

Chevalier (Paul). — Thèse de Paris, 1899-1900.

Damien-Masson. — Thèse, Paris. 1898-1899.

Dorller. — Presse,médicale. 1899. 17 juin.

Dormoy. — Thèse de Lyon, 1897.

Duret. — Leçons de clinique chirurgicale, 1900.

Edebohls. — In Art. de Bienfait. Gazette médicale belge, 1900.

Guyon. — Leçons cliniques. Art. mictions.

James-Johnson. — Gazette médicale. 1837. p. 123.

Laffargue. — Journal international d'anatomie, 1893.

Le Filliâtre. — Bulletin et mémoire Soc. anatomique, Paris, 1900.

Legueu. — L'appendicite.

Lejars. — France médicale, 1890.

Riese. – Langenbeck's. Archiv für klinische Chirurgie, 1899, vol. LX.

Roux. -- Revue médicale de la Suisse romande 1889.

Schwartz. — Bulletin de la Société de chirurgie, 1894.

Testut. — Anatomie descriptive, Art. cæcum et appendice.

Tuffier. — Semaine médicale. 1899.

Vladoff. — Thèse de Lyon, 1898.

IMPRIMERIE F. DEVERDUN BUZANÇAIS (INDRE)

6° Le diagnostic de ces troubles sera souvent délicat ; on devra s'attacher à faire le départ entre les symptômes qui relèvent directement de l'appendicite et ceux qui ne sont que des accidents de voisinage. Un examen approfondi du malade et la recherche de la cause pourront seuls conduire à un diagnostic précis.

7° Le traitement s'adressera avant tout à la cause des accidents : la suppression de l'appendice sera suivie de la disparition des troubles urinaires, du moins dans la majorité des cas.

CHAPITRE V

Conclusions.

1° Les troubles de l'appareil urinaire au cours de l'appendicite sont fréquents : ils relèvent le plus souvent d'une situation anormale de l'appendice (appendice postérieur, appendice interne, appendice pelvien)

2° Ces troubles peuvent porter sur le rein, sur l'uretère, sur la vessie.

3° Du côté du rein on observe souvent des phénomènes douloureux ; la distension du bassinet est un phénomène plus rare mais qui a été décrit. Enfin l'appendicite peut exister avec un rein mobile.

4° Du côté de l'uretère la compression de ce conduit par un appendice enflammé peut donner lieu au syndrome de la colique néphrétique.

5° Du côté de la vessie les troubles les plus fréquents sont les troubles fonctionnels (rétention d'urine, dysurie, etc.); assez fréquemment on observe la perforation de la vessie par ouverture dans sa cavité d'un abcès appendiculaire.

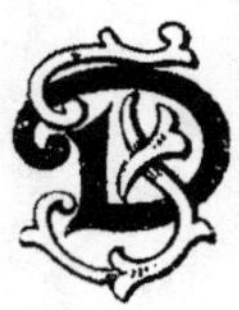

BUZANÇAIS (INDRE), IMPRIMERIE F. DEVERDUN.

www.ingramcontent.com/pod-product-compliance
Lightning Source LLC
LaVergne TN
LVHW020048170826
845678LV00001B/481

* 9 7 8 2 3 2 9 6 8 0 6 5 1 *